Salate Delicioase pentru Fiecare Anotimp

Rețete Sănătoase și Pline de Gust

Elena Marinescu

Cuprins

Salată picant de pere și brânză albastră 10

Salata picanta italiana 12

salată Cezar 14

Salata de prosciutto cu pere si nuci caramelizate 16

Salată de mandarine romane cu sos de mac 18

Restaurant salata stil restaurant 20

Spanac amestecat 22

Salată de spanac Super Seven 24

buna salata 25

Salată de spanac și orzo 26

Salata cu capsuni, kiwi si spanac 28

Salată cu spanac și rodie 29

Salată de spanac cu sos de jeleu de ardei 30

Salată super ușoară de spanac și ardei roșu 31

Salata cu spanac, pepene verde si menta 32

Frumoasa salata cu rodie 34

Salată crocantă de mere și migdale 35

Mandarină, gorgonzola și migdale 36

Romaine si salata de portocale la gratar 37

Salată suspendată 38

Salată de varză cu semințe de rodie, semințe de floarea soarelui și migdale feliate 40

Salată de rodii și feta cu vinaigretă de Dijon cu lămâie 42

Rucola, fenicul și portocală 44

Salata cu avocado, pepene verde si spanac 45

Salată cu avocado, kale și quinoa 46

Salata de dovlecel cu dressing special 48

Salata cu legume si sunca 50

Salată crocantă de castraveți 52

Salată cu brânză și legume colorate 53

Salată cremoasă de castraveți 55

Salată de șuncă și broccoli 57

Salată cu pâine de porumb și legume 59

Salata cu fasole si legume 61

Salata cu porumb si masline 63

Salata de porumb 65

Salată maghiară proaspătă 67

Un amestec perfect de roșii, castraveți și ceapă. 69

salata clasica de castraveti 71

Salata de rosii cherry 73

salata de sparanghel 75

Salată de paste cu mazăre cu ochi negri 77

Salată de spanac și sfeclă roșie 79

Salata de cartofi cu otet balsamic 81

Salata cu rosii marinate 83

Salata de broccoli 85

Salată de porumb cu dressing italian 87

Salata de sparanghel si ardei gras 88

salata de rosii si busuioc 90

Salată de grădină colorată 92

Salata cu ciuperci 94

Salata de quinoa, menta si rosii 96

Reteta de salata de varza murata 98

Salată rapidă cu castraveți 100

Felii de roșii cu sos de smântână 102

Salată de sfeclă 103

Salată cu pui și spanac 105

Salată germană de castraveți 107

Salată colorată de citrice cu un machiaj unic 109

Salată de cartofi, morcovi și sfeclă 111

Satay de pui este bun pentru salatele de sănătate 112

Salata de pui Cleopatra 114

Salată thailandeză-vietnameză 116

Salată Cobb de Crăciun 118

salata de cartofi verzi 121

salata de porumb carbonizat 124

sos de varză și struguri 126

salata de citrice 128

Salata de fructe si salata verde 130

Salata cu mere si salata verde 132

Salată de fasole și ardei gras 134

Salată cu morcovi și curmale 136

Sos de salată cu ardei 137

Salata hawaiana 139

salata de porumb carbonizat 141

sos de varză și struguri 143

salata de citrice 145

Salata de fructe si salata verde 147

salata de pui curry 149

Salată cu căpșuni și spanac 151

salata dulce 153

Salata clasica de paste 155

Salată de pere și brânză albastră 157

Salata Barbie Ton 159

Salata de Craciun cu pui 161

Salată de fasole mexicană 163

Salată de paste Bacon Ranch 165

salata de cartofi cu coaja rosie 167

Salata cu fasole neagra si taitei fierti 169

Salata mixta cu pui 171

salata de pui ornata 173

Salata de pui curry cu fructe 175

Minunata salata de pui curry 177

salata picanta de morcovi 179

Salată asiatică de mere 181

Salata Orzo cu dovleac 183

Salata de nasturel cu fructe 185

salată Cezar 187

Salată de pui cu mango 189

Salata de portocale cu branza mozzarella 191

salata cu trei fasole 193

salata de tofu miso 195

Salată japoneză de ridichi 197

Southwest Cobb 199

Salata caprese 201

Salata cu somon afumat 203

Salată de ouă cu fasole 205

Salata de ambrozie 206

Se condimentează cu salată verde 208

Salată de ardei spaniol 210

salata mimoza 212

waldorf clasic 214

Salată de mazăre cu ochi negri 216

Salată picant de pere și brânză albastră

ingredient

1/3 cană ketchup

½ cană oțet alb distilat

¾ cană zahăr alb

2 lingurite de sare

1 cană ulei de canola

2 capete de salata romana, tocate

4 uncii de brânză albastră măruntită

2 pere, curatate de coaja, fara miez si tocate

½ cană nuci, prăjite și tocate

½ ceapă tocată

metodă

Într-un castron mic, combinați ketchup-ul, zahărul, oțetul și sarea. Adăugați treptat uleiul, amestecând constant până se omogenizează. Într-un castron mare de servire, amestecați salata verde, brânza albastră, perele, nucile și ceaiul verde. Turnați dressingul peste salată și deasupra.

Interesant!

Salata picanta italiana

Ingrediente:

½ cană ulei de canola

1/3 cană oțet de tarhon

1 lingura. zahar alb

1 ardei rosu taiat fasii

1 morcov ras

1 ceapă mov feliată subțire

¼ cană măsline negre

¼ cană măsline verzi fără sâmburi

½ cană de castraveți feliați

2 linguri. brânză Romano rasă

piper negru măcinat după gust

metodă

Într-un castron mediu, amestecați uleiul de canola, zahărul, muștarul uscat, cimbru și usturoiul. Într-un castron mare, combinați salata verde, ardeiul gras roșu, morcovul, ceapa roșie, anghinarea, măslinele negre, măslinele verzi, castravetele și brânza Romano. Se da la frigider pentru 4 ore sau peste noapte. Ajustați-le cu piper și sare. Se serveste rece.

Interesant!

salată Cezar

Ingrediente:

1 cap de salata romana

2 căni de pâine prăjită

1 lamaie in suc

1 praf de sos Worcestershire

6 catei de usturoi tocati

1 lingura. mustar Dijon

½ cană ulei de măsline

¼ cană parmezan ras

metodă

Se sfărâmă pâinea prăjită într-un castron adânc și se pune deoparte. Puneți muștarul, sucul de lămâie și sosul Worcestershire într-un castron. Se amestecă bine într-un mixer și se adaugă încet ulei de măsline până devine cremos. Turnați dressingul peste salată verde. Adăugați pâinea prăjită și brânza și amestecați bine. Serviți imediat.

Interesant!

Salata de prosciutto cu pere si nuci caramelizate

Ingrediente:

2 căni de suc de portocale

2 linguri. otet de vin rosu

2 linguri. ceapa mov tocata

1 lingura. zahar alb

1 lingura. vin alb

o jumătate de nucă

½ cană zahăr alb

¼ cană de apă

¾ cană ulei de măsline extravirgin

1 lingura. Unt

2 pere, decojite, dezlipite și tăiate în bucăți mici

Șuncă, feliată subțire, 1/4 de liră

2 inimioare de salata romana, spalate si tocate

metodă

Într-o cratiță medie, încălziți mai întâi sucul de portocale la foc mediu-mare, amestecând des, până scade cu 1/4. Se pune intr-un blender impreuna cu otet, ceapa, zahar, vin, sare si piper. Topiți untul într-o tigaie antiaderentă la foc mediu în timp ce amestecați la viteză mică, deschideți capacul și turnați încet uleiul de măsline pentru a crea o emulsie. Adăugați zahărul și apa și gătiți, amestecând continuu. Prăjiți perele și nucile în unt timp de 3 minute. Treceți de la căldură și frig. Adăugați oțet. Acum le servim pe o farfurie mare italiană.

Interesant!

Salată de mandarine romane cu sos de mac

Ingrediente:

6 felii de sunca

1/3 cana otet de mere

¾ cană zahăr alb

½ cana ceapa rosie tocata

½ linguriță pudră de muștar uscat

¼ lingurita sare

½ cană ulei vegetal 1 lingură. semințe de mac

10 cesti frunze de salata romana tocate

10 uncii de citrice, scurse

¼ cană migdale prăjite

metodă

Gatiti sunca in tigaie. Se scurge, se sfărâmă și se rezervă. Pune oțetul, zahărul, eșalota, muștarul uscat și sarea în borcanul blenderului. Reduceți viteza blenderului la mediu-mic. Adăugați semințele de mac, amestecați până se omogenizează și sosul este cremos. Arunca salata romana cu bacon si citrice tocata intr-un castron mare. Stropiți cu sos și serviți imediat.

Interesant!

Restaurant salata stil restaurant

Ingrediente:

schimba piese

1 salata romana mare, spalata, uscata si taiata bucatele

4 uncii de ardei iute tăiați cubulețe, scurse

2/3 cană ulei de măsline extravirgin

1/3 cană oțet de vin roșu

1 lingurita de sare

1 aisberg mare - spălat, uscat și tăiat în bucăți

14 uncii inimioare de anghinare, scurse și împărțite

1 cană ceapă mov feliată

¼ lingurita piper negru

2/3 cană brânză - parmezan ras

metodă

Combinați toate ingredientele într-un bol și amestecați bine. Serviți imediat.

Interesant!

Spanac amestecat

Ingrediente:

schimba piese

½ cană zahăr alb

1 cană ulei vegetal

2 linguri. Pansament englezesc

1/3 cană ketchup

½ cană de oțet alb

1 ceapa tocata

1 kilogram de spanac - spălat, uscat și tăiat în bucăți mici

4 uncii de castane, tăiate în felii, clătite cu apă

5 felii de sunca

metodă

Combinați toate ingredientele într-un bol și amestecați bine. Serviți imediat.

Interesant!

Salată de spanac Super Seven

Ingrediente:

Pachet de 6 uncii de frunze tinere de spanac

1/3 cană brânză cheddar tăiată cubulețe

1 măr Fuji, decojit, tăiat cubulețe

1/3 cana ceapa rosie tocata

¼ cană afine dulci

1/3 cană de migdale albite tăiate

3 linguri de dressing pentru salata Seminte de mac

metodă

Combinați toate ingredientele într-un bol și amestecați bine. Serviți imediat.

Interesant!

buna salata

Ingrediente:

8 căni de frunze tinere de spanac

11 uncii de citrice drenabile

½ ceapă medie, feliată separat

1 cană brânză feta mărunțită

1 cană sos de salată cu vinaigretă balsamică

1 cană de merișoare confiate uscate

1 cana migdale feliate prajite cu miere

metodă

Combinați toate ingredientele într-un bol și amestecați bine. Serviți imediat.

Interesant!

Salată de spanac și orzo

Ingrediente:

Pachet de 16 uncii de paste crude orzo

Pachet de 10 uncii de frunze tinere de spanac tocate fin

½ kilogram de brânză feta mărunțită

½ ceapă mov tocată

¾ cană nuci de pin

½ lingurita busuioc uscat

¼ lingurita de piper alb macinat

½ cană ulei de măsline

½ cană de oțet balsamic

metodă

Aduceți o oală mare cu apă la fiert cu un praf de sare. Transferați într-un castron mare și adăugați spanacul, feta, ceapa, nucile de pin, busuioc și piperul alb. Adăugați orzo și gătiți timp de 8 până la 10 minute, scurgeți și clătiți cu apă rece. Aplicați ulei de măsline și oțet balsamic. Se raceste si se serveste rece.

Interesant!

Salata cu capsuni, kiwi si spanac

Ingrediente:

2 linguri. otet de zmeura

2 ½ linguri. Dulceata de portocale cu zmeura

1/3 cană ulei vegetal

8 cani de spanac, spalat si tocat

½ ceasca de nuci tocate

8 căpșuni

2 kiwi, curatati de coaja si feliati

metodă

Combinați toate ingredientele într-un bol și amestecați bine. Serviți imediat.

Interesant!

Salată cu spanac și rodie

Ingrediente:

1 pungă de 10 uncii frunze proaspete de spanac, clătite și scurse

1/4 ceapă, feliată subțire

1/2 cană bucăți de nucă

1/2 cană brânză feta mărunțită

1/4 cană lucernă, opțional

1 rodie decojită și tăiată

4 linguri de otet balsamic

metodă

Aşezați spanacul în bolul de salată. Deasupra cu ceapa, nuca, branza feta si varza. Se presara deasupra seminte de rodie si se stropesc cu otet.

Interesant!

Salată de spanac cu sos de jeleu de ardei

Ingrediente:

3 linguri de jeleu blând de ardei

2 linguri. Ulei de masline

1/8 lingurita sare

2 căni de frunze tinere de spanac

2 uncii brânză de capră feliată

1/8 linguriță muștar de Dijon

metodă

Combinați toate ingredientele într-un bol și amestecați bine. Serviți imediat.

Interesant!

Salată super ușoară de spanac și ardei roșu

Ingrediente:

¼ cană ulei de măsline

Pachet de 6 uncii de baby spanac

½ cană parmezan ras

¼ cană oțet de orez

1 ardei gras rosu, tocat

metodă

Combinați toate ingredientele într-un bol și amestecați bine. Serviți imediat.

Interesant!

Salata cu spanac, pepene verde si menta

Ingrediente:

1 lingura. seminţe de mac

¼ de cană de zahăr alb 10 uncii de frunze tinere de spanac

1 cana otet de mere

¼ cană sos Worcestershire

½ cană ulei vegetal

1 lingura. seminte de susan

2 căni de pepene verde tăiat cubuleţe fără seminţe

1 cana frunze de menta tocate marunt

1 ceapă mov feliată subţire

1 cana nuci prajite tocate

metodă

Combinați toate ingredientele într-un bol și amestecați bine. Serviți imediat.

Interesant!

Frumoasa salata cu rodie

Ingrediente:

Cutii de citrice de 10 oz, scurse

10 uncii de frunze tinere de spanac

10 uncii frunze de rucola

1 rodie decojită și fără sâmburi

½ ceapă mov tocată

metodă

Combinați toate ingredientele într-un bol și amestecați bine. Serviți imediat.

Interesant!

Salată crocantă de mere și migdale

Ingrediente:

Pachet de 10 uncii de salată verde

½ cană de migdale felii

½ cană brânză feta mărunțită

1 cană plăcintă cu mere, fără miez și rasă

¼ cană ceapă roșie feliată

¼ cană stafide

1 cană sos de salată cu oțet de zmeură

metodă

Combinați toate ingredientele într-un bol și amestecați bine. Serviți imediat.

Interesant!

Mandarină, gorgonzola și migdale

Ingrediente:

½ cană de migdale felii albite, prăjite uscat

1 cană brânză gorgonzola

2 linguri. otet de vin rosu

11 uncii de citrice, suc pus deoparte

2 linguri. Ulei vegetal

12 uncii de verdeață de salată mixtă

metodă

Combinați toate ingredientele într-un bol și amestecați bine. Serviți imediat.

Interesant!

Romaine si salata de portocale la gratar

Ingrediente:

½ cană suc de portocale

1 cap mare de salata romana, tocata, spalata si uscata

3 conserve de mandarine

½ cană de migdale felii

3 linguri de ulei de măsline

2 linguri. otet de vin rosu

½ lingurita piper negru

¼ lingurita sare

metodă

Combinați toate ingredientele într-un bol și amestecați bine. Serviți imediat.

Interesant!

Salată suspendată

Ingrediente:

1 cană maioneză

½ cană brânză rasă

½ cană morcovi rasi

¼ cană brânză proaspătă - parmezan ras

2 linguri. zahar alb

Pachet de 10 uncii de amestec de salată verde

½ cană de conopidă mică

½ cană de slănină

metodă

Într-un castron mic, amestecați 1/4 cană de parmezan, zahăr și maioneză până se omogenizează. Acoperiți și lăsați la frigider peste noapte. Combinați salata verde, baconul, 1/2 cană de morcovi, parmezanul și conopida într-un castron mare. Adăugați apă rece chiar înainte de servire.

Interesant!

Salată de varză cu semințe de rodie, semințe de floarea soarelui și migdale feliate

Ingrediente:

½ kilogram de kale

1 cană de semințe de rodie

5 linguri de otet balsamic

3 linguri ulei de masline extravirgin

2 linguri. Seminte de floarea soarelui

1/3 cană migdale feliate

5 linguri de oțet de orez cu aromă de chili roșu

Sarat la gust

metodă

Spălați și scuturați excesul de apă din varză. Tăiați frunzele până se fac piure, dar mai rămân câteva frunze. Migdalele tocate, varza varza tocata, semintele de rodie si semintele de floarea soarelui sunt amestecate intr-un castron mare; Se amestecă pentru a combina. Lăsați tendoanele și trunchiul la mijloc. La amestecul de varză se adaugă un amestec de ulei de măsline, oțet de orez și oțet balsamic și se amestecă bine. Asezonați cu sare după gust.

Interesant!

Salată de rodii și feta cu vinaigretă de Dijon cu lămâie

Ingrediente:

Pachet pentru copii de 10 oz de verdeață amestecată

Pachet de 8 uncii brânză feta

1 lămâie rasă și storsă

1 lingurita mustar de Dijon

1 rodie decojită și fără sâmburi

3 linguri de otet de vin rosu

3 linguri ulei de masline extravirgin

Sare si piper dupa gust

metodă

Puneți salata verde, brânza feta și semințele de rodie într-un castron mare. Apoi, sucul și coaja de lămâie, oțetul, muștarul, sarea, uleiul de măsline și piperul se amestecă într-un castron mare separat. Turnați acest amestec peste salată și deasupra. Acum serviți imediat pentru a pătrunde.

Interesant!

Rucola, fenicul și portocală

Ingrediente:

½ lingurita piper negru

¼ cană ulei de măsline

1 buchet de rucola

1 lingura. dragă

1 lingura. Limonadă

½ lingurita de sare

2 portocale, curatate de coaja si taiate bucatele

1 bulb de fenicul, feliat subțire

2 linguri. Măsline negre tăiate felii

metodă

Combinați toate ingredientele într-un bol mare și amestecați bine. Serviți imediat. Interesant!

Salata cu avocado, pepene verde si spanac

Ingrediente:

2 avocado mari, curatati de coaja si taiati cubulete

4 căni de pepene verde tăiat cubulețe

4 cesti frunze de spanac

1 cană sos de salată cu vinaigretă balsamică

metodă

Combinați toate ingredientele într-un bol mare și amestecați bine. Se serveste rece.

Interesant!

Salată cu avocado, kale și quinoa

ingredient

2/3 cană quinoa

1 legatura de varza varza taiata in bucati mici

½ avocado, curățat și tăiat cubulețe

1/3 cana ardei gras rosu tocat

½ cană castraveți, tăiați cubulețe

2 linguri. Ceapa mov tocata marunt

1 1/3 cani de apa

1 lingura. brânză feta rasă

Pentru haine

¼ cană ulei de măsline 2 linguri. Limonadă

1 ½ linguriță. mustar Dijon

¾ linguriță sare de mare

¼ de lingurita piper negru proaspat macinat

metodă

Puneți quinoa și apa în oală. A fierbe. Reduceți focul și gătiți timp de 15 până la 20 de minute. Pune-o deoparte. Se fierbe varza varza timp de 45 de secunde. Amestecă toate ingredientele de condiment într-un bol. Fierbeți varza kale, semințele de quinoa, avocado și restul împreună și acoperiți cu dressing pentru salată.

Interesant!

Salata de dovlecel cu dressing special

ingredient

6 dovlecei mici, feliați subțiri

½ cană de ardei verde tocat

½ cană ceapă, tocată

½ cană de țelină, tăiată cubulețe

1 borcan de ardei gras, scurs si taiat cubulete

2/3 cana otet

3 linguri de otet de vin alb

1/3 cană ulei vegetal

½ cană de zahăr

½ lingurita piper

½ lingurita de sare

metodă

Se amestecă toate legumele într-un bol mediu și se lasă deoparte. Se amestecă toate celelalte ingrediente într-un borcan cu un capac etanș. Agitați puternic amestecul și turnați peste legume. Se amestecă cu grijă legumele. Acoperiți și lăsați la frigider peste noapte sau cel puțin 8 ore. Se serveste rece.

Interesant!

Salata cu legume si sunca

ingredient

3 cani de broccoli tocat

3 cani de conopida tocata

3 cani de telina tocata

6 felii de sunca

1 cană maioneză

¼ cană parmezan

1 pachet mazăre congelată, decongelată

1 cană de merișoare confiate uscate

1 cană alune spaniole

2 linguri. ceapa maruntita

1 lingura. oțet alb

1 lingurita de sare

¼ cană zahăr alb

metodă

Gătiți slănina într-o tigaie mare și adâncă până devine maronie frumos. Se scoate pe o farfurie și se sfărâmă. Într-un castron mare, combinați broccoli, conopida, mazărea, afinele și țelina. Într-un alt vas amestecați brânza, maioneza, ceapa, zahărul, oțetul și sarea. Se toarnă amestecul peste legume. Adaugam nucile si baconul si amestecam bine. Serviți imediat sau rece.

Interesant!

Salată crocantă de castraveți

ingredient

2 sferturi mici de castraveți, decojite

2 cepe, feliate subțiri

1 cană de oțet

1 cană de zahăr

1 lingura. Sare

metodă

Se amestecă ceapa, castravetele și sarea într-un castron și se lasă la macerat timp de 3 ore. Luați o oală și încălziți oțetul. Adăugați zahărul și amestecați continuu până când zahărul se dizolvă. Scoateți castraveții din amestecul de murături și scurgeți sucul. Adăugați castraveții în amestecul de oțet și amestecați bine. Puneți amestecul într-o pungă de congelare sau un recipient de plastic. Ridică-l. Dezghețați și serviți rece.

Interesant!

Salată cu brânză și legume colorate

ingredient

1/3 cană ardei gras roșu sau verde, tăiat cubulețe

1 cană de țelină, tăiată cubulețe

1 pachet de mazăre congelată

3 muraturi tocate marunt

6 litere

2/3 cană brânză cheddar cu maioneză, tăiată cubulețe

piper proaspăt măcinat

Sarat la gust

metodă

Luați un castron mare. Se amestecă maioneză, piper și sare. Adăugați în amestec ardei roșu sau verde, murături, țelină și mazăre. Combinăm bine toate ingredientele. Adăugați brânza la amestec. Se lasa sa se raceasca 1 ora. Asezati frunzele de salata verde pe un platou de salata si turnati amestecul peste frunze.

Interesant!

Salată cremoasă de castraveți

ingredient

9 cani de castraveti, curatati de coaja si taiati felii subtiri,

8 cepe verde, tocate mărunt

¼ lingurita ceapa sarata

¼ linguriță de sare de usturoi

½ cană iaurt

½ cană maioneză cu conținut scăzut de grăsimi

¼ lingurita de piper

2 stropi de sos chili iute

¼ cană lapte evaporat

¼ cană oțet de mere

¼ cană) zahăr

metodă

Luați un castron mare. Într-un bol de amestec, puneți castravetele, ceapa verde, sarea de ceapă, sarea de usturoi și iaurtul. Combinați maioneza, ardeiul, sosul de ardei, laptele, oțetul, zahărul și formați un amestec omogen. Întindeți amestecul de sos uniform peste amestecul de castraveți. Se amestecă bine, astfel încât legumele să umple sosul uniform. Lăsați salata la frigider timp de 4 ore. Se serveste rece.

Interesant!

Salată de șuncă și broccoli

ingredient

1 cap de broccoli, taiat in bucatele mici

10 felii de sunca

¼ cana ceapa rosie tocata

½ cană stafide

3 linguri de otet de vin alb

1 cană maioneză

1 cană de semințe de floarea soarelui

2 linguri. zahar alb

metodă

Luați o oală mare. Gatiti baconul pana devine maro auriu. Rulați și lăsați deoparte. Combinați broccoli, stafidele și ceapa într-un castron. Luați un castron mic și amestecați maioneza, oțetul și zahărul. Transferați în amestecul de broccoli și amestecați bine. Pune la frigider pentru două ore. Inainte de servire adauga baconul si semintele de floarea soarelui.

Interesant!

Salată cu pâine de porumb și legume

ingredient

1 cană pâine de porumb, pesmet

1 conserve de porumb integral, scurs

½ cană ceapă tocată

½ cană castraveți tocați

½ cană de broccoli tocat

½ cană ardei gras verde și roșu, tocat mărunt

½ cană de roșii cu semințe, tăiate cubulețe

½ cană de piper

sos de salată ranch

Sare si piper dupa gust

Frunze de salata verde

metodă

Luați un castron mare. Adăugați tortilla și legumele. Se amestecă amestecul. Turnați sosul pentru salată peste amestec. Adauga sare si piper dupa bunul plac. Aruncă-l înapoi. Se acopera amestecul si se da la frigider pentru cel putin 4 ore. Așezați salata pe frunze de salată și serviți.

Interesant!

Salata cu fasole si legume

ingredient

2 conserve de porumb integral, scurs

1 conserva de fasole neagra, spalata si scursa

8 cepe verde, tocate mărunt

2 ardei jalapeño, fără semințe și tocați mărunt

1 ardei verde feliat subțire

1 avocado, decojit și tăiat cubulețe

1 borcan ardei gras

3 roșii, feliate

1/2 cană sos italian pentru salată

1/2 lingurita sare de usturoi

1 cana coriandru tocat

sucul de la 1 lămâie

metodă

Pune fasolea neagră şi porumbul într-un castron mare. Adăugaţi ceapa verde, ardeiul gras, ardeiul jalapeno, ardeiul gras, avocado şi roşiile şi amestecaţi bine. Adăugaţi coriandru, sucul de lămâie şi sosul italian la amestec. Adăugaţi usturoi sărat pentru asezonare. se amesteca bine Se serveste rece.

Interesant!

Salata cu porumb si masline

ingredient

1 pachet de porumb congelat

3 oua fierte tari

½ cană maioneză

1/3 cană măsline umplute cu piment

2 linguri. Naut tocat

½ linguriță de pudră de chili

¼ linguriță de fenicul măcinat

1/8 lingurita sare

metodă

Pune porumbul, ouăle tocate și măslinele într-un castron mare. Puneți maioneza și alte ingrediente de condimente într-un castron mediu. Adăugați maioneza în amestecul de porumb. Se amestecă bine, astfel încât toate legumele și porumbul să fie acoperite cu maioneză. Acoperit. O dam la frigider pentru 2 ore. Se serveste rece.

Interesant!

Salata de porumb

ingredient

6 cuișoare, decojite, spălate și uscate

3 roșii mari

1 ceapă, feliată subțire

¼ busuioc, tocat

2 linguri. oțet alb

¼ cană ulei de măsline

Sare si piper dupa gust

metodă

Fixăm trei într-o oală cu apă clocotită, le scoatem și le lăsăm să se răcească. Tăiați miezul semínței. Luați un castron mare de salată. Se amestecă porumb, busuioc, ceapă, roșii, oțet, sare, piper și ulei. se amestecă bine sorbeturile reci.

Interesant!

Salată maghiară proaspătă

ingredient

1 pachet legume mixte congelate, decongelate

1 cană de conopidă albă

1/2 cană ceapă feliată

1/2 cană măsline feliate umplute cu piment

1/4 cană ulei de canola

3 linguri de otet alb

1/4 lingurita piper

1 lingurita de sare de usturoi

metodă

Puneți legumele congelate, conopida, ceapa și măslinele într-un castron mare. Se amestecă uleiul, usturoiul sarea, oțetul și piperul. Turnați sosul pentru salată peste amestecul de legume. se amesteca bine.Se da la frigider pentru 2 ore inainte de servire. Serviți într-un castron frumos.

Interesant!

Un amestec perfect de roșii, castraveți și ceapă.

ingredient

2 castraveți mari, tăiați în jumătate și însămânțați

1/3 cană oțet de vin roșu

1 lingura. zahar alb

1 lingurita de sare

3 rosii mari, tocate

2/3 cana ceapa rosie tocata

metodă

Combinați toate ingredientele și puneți la frigider peste noapte. Se serveste rece.

Interesant!

salata clasica de castraveti

ingredient

2 castraveți mari, decojiți și tăiați felii

1 ceapă dulce mare, tăiată felii

2 lingurite de sare

¼ cană morcovi mărunțiți

1/3 cana otet

1 lingurita de ghimbir

5 lingurite de zahar alb

¼ lingurita piper negru crud

metodă

Combinați toate ingredientele și marinați castraveții la frigider peste noapte. Se serveste rece.

Interesant!

Salata de rosii cherry

ingredient

4 căni de roșii cherry, tăiate la jumătate

¼ cană ulei vegetal

3 linguri de otet de mere

1 lingurita uscata

1 lingurita busuioc uscat

1 lingura de frunze de oregano uscate

½ lingurita de sare

1 lingurita de zahar alb

metodă

Se amestecă toate ingredientele într-un bol și se lasă deoparte pentru ca roșiile să se înmoaie puțin. Se amestecă bine și se servește imediat.

Interesant!

salata de sparanghel

ingredient

1 kilogram de sparanghel, tăiat și tăiat în bucăți de 2 inci

1 lingura. Otet de orez

1 lingurita de otet de vin rosu

1 lingurita de sos de soia

1 lingurita de zahar alb

1 lingurita mustar de Dijon

2 linguri. Arahide

1 lingura. ulei de susan

1 lingura. seminte de susan

metodă

Puneti otetul de orez, sosul de soia, otetul de vin rosu, zaharul si mustarul intr-un borcan acoperit si amestecati bine. Adăugați încet uleiul de arahide și susan, amestecând constant până când amestecul este omogen. Pune-o deoparte. Se albesc sparanghelul în apă clocotită, se scurg. Pune sparanghelul într-un castron mare. Turnați sosul de salată peste ele. Se presara cu seminte de susan si se amesteca. Serviți imediat.

Interesant!

Salată de paste cu mazăre cu ochi negri

ingredient

6 uncii de paste mici coajă fierte și scurse

1 conserva de fasole neagra, spalata si scursa

1 cană ceapă verde feliată

¾ cană castraveți, curățați și tăiați cubulețe

¾ cană roșii tăiate cubulețe

¾ cană de ardei verde tăiat cubulețe

1 ardei jalapeño mic, tocat mărunt

Pentru bandă:

3 linguri de ulei de canola

¼ cană oțet de vin roșu

1 lingurita busuioc uscat

1 lingura de sos iute

1 lingurita de pudra de chili

1 lingurita de zahar

½ linguriță condiment de sare

metodă

Puneți pastele, mazărea, ceapa verde, castraveții, roșiile, ardeii verzi și ardeii jalapeño într-un castron. Se amestecă sosul și se condimentează cu sare. Stropiți sosul peste amestecul de legume. se amestecă bine sorbeturile reci.

Interesant!

Salată de spanac și sfeclă roșie

ingredient

½ spanac tânăr tocat, spălat și uscat

1 cana nuci, tocate

2 ½ linguri. zahar alb

1/3 cutie ridiche murată

¼ cană oțet de mere

½ linguriță de usturoi pudră

1 lingurita de naut

4 uncii brânză de capră, mărunțită

½ lingurita piper negru

½ lingurita de sare

¼ cană ulei vegetal

metodă

Caramelizeaza nucile intr-o oala, se incinge impreuna cu putin zahar la foc iute. Procesați sfecla cu oțetul de mere, pudra de usturoi, semințele de boline, sare, zahărul rămas și piper într-un robot de bucătărie. Se adauga uleiul si se amesteca din nou pana se omogenizeaza. Combinați nucile pecan confiate și spanacul și stropiți cu dressing. Se presară cu brânză și se servește imediat.

Interesant!

Salata de cartofi cu otet balsamic

ingredient

10 cartofi rosii, fierti si taiati cubulete

1 ceapă, feliată subțire

1 inimă de anghinare, despicată

½ cană de ardei roșu prăjit și tăiat cubulețe

1 cutie de masline negre

½ cană de oțet balsamic

1 lingura de frunze de oregano uscate

1 lingurita busuioc uscat

½ linguriță pudră de muștar

3 lingurite de ulei de masline

2 linguri. Pătrunjel pur

metodă

Pune toate ingredientele într-un bol și amestecă bine, astfel încât toate ingredientele să fie înmuiate în oțet. Pune la frigider pentru 2-4 ore. Se serveste rece.

Interesant!

Salata cu rosii marinate

ingredient

3 roșii

2 linguri. Ceapa maruntita

1 lingura. busuioc pur

1 lingura. Pătrunjel pur

½ căței de usturoi

1/3 cană ulei de măsline

1/4 cană oțet de vin roșu

1/4 lingurita piper

Sarat la gust

metodă

Luați o farfurie mare și frumoasă și puneți roșiile deasupra. Luați un borcan acoperit și adăugați oțetul, uleiul de măsline, busuiocul, pătrunjelul, usturoiul și ardeiul tocat și agitați puternic pentru a combina toate ingredientele. Se condimentează amestecul cu un praf de sare sau după gust. Se toarnă amestecul peste roșii. Acoperiți strâns și lăsați la frigider peste noapte sau pentru cel puțin 4 ore. Se serveste rece.

Interesant!

Salata de broccoli

ingredient

1 kilogram de broccoli proaspăt, tăiat în buchețele

3 catei de usturoi

2 linguri. Limonadă

2 linguri. Otet de orez

½ linguriță de muștar de Dijon

Ardei iute roșu tăiat felii

1/3 cană ulei de măsline

Sare si piper negru macinat dupa gust

metodă

Turnați puțină apă în tigaie și adăugați puțină sare. Se aduce la fierbere și se adaugă florile. Gatiti aproximativ 5 minute si scurgeti. Intr-un bol mic, adauga usturoiul, otetul, zeama de lamaie, mustarul, uleiul si ardeiul rosu crapat si amestecam bine. Se condimentează cu sare și piper. Se toarnă peste broccoli și se amestecă bine. Păstrați la temperatura camerei timp de 10 minute și apoi dați la frigider pentru 1 oră. Se serveste rece.

Interesant!

Salată de porumb cu dressing italian

ingredient

1 conserve de porumb integral

1 cana rosii proaspete, tocate marunt

1 cană de castraveți, curățați și tăiați cubulețe

½ cană țelină tocată

½ cană de ardei dulce roșu sau verde

2 cepe verzi

½ cană sos de salată italian

metodă

Pune porumbul într-un bol și adaugă legumele pe rând. se amestecă bine Se toarnă sosul italian pentru salată în sticlă și se amestecă din nou. Acoperiți și lăsați la frigider pentru câteva ore. Se serveste rece.

Interesant!

Salata de sparanghel si ardei gras

ingredient

1 vârf de sparanghel proaspăt, tăiat și tăiat în bucăți mici

2 ardei gras galbeni, taiati si feliati

¼ cană felii de migdale prăjite

1 ceapă mov

3 linguri cana de mustar Dijon ulei de masline parmezan 3 catei de usturoi tocati

2 lingurite suc de lamaie 2 lingurite. zahăr 1 lingură. sos de salată cu condimente după gust

metodă

Luați o foaie de copt și puneți sparanghelul și ardeiul într-un singur strat. Stropiți ulei de măsline peste legume. Setați la 400 de grade F sau 200 de grade C și preîncălziți cuptorul. Se aseaza pe o tava de copt si se coace 8-10 minute. Se amestecă din când în când legumele. Se răcește și se transferă legumele într-un castron mare. Adăugați brânza, ceapa și migdalele prăjite.

Se amestecă uleiul de măsline rămas, muștarul uscat, zahărul, sosul iute, sucul de lămâie și sosul pentru salată. Se presară peste legume și se aruncă. Serviți imediat.

Interesant!

salata de rosii si busuioc

ingredient

3 căni de orez

1 castravete, fără sămânță și tăiat cubulețe

1 ceapă mov

2 rosii

2 linguri. Ulei de masline

2 linguri. otet de lamaie

1 lingurita busuioc proaspat

¼ lingurita de piper

½ lingurita de sare

metodă

Luați un castron mare pentru orez, castraveți, ceapă, roșii și amestecați bine. Puneti uleiul de masline, otetul de mere si busuiocul intr-un borcan inchis si amestecati energic. Se adauga sare si piper dupa gust. Presărați amestecul de orez deasupra și amestecați bine. Dati la frigider cateva ore inainte de servire.

Interesant!

Salată de grădină colorată

ingredient

5 linguri de otet de vin rosu

3 linguri ulei de samburi de struguri

1/3 cana coriandru proaspat tocat

2 lămâi

1 lingurita de zahar alb 2 catei de usturoi tocati

1 pachet boabe de soia verde congelate in coaja

1 cutie de fasole neagra

3 căni de boabe de porumb congelate

1 litru de roșii cherry

4 cepe verde, feliate subțiri

¾ lingurita de sare

metodă

Se amestecă împreună oțetul, uleiul, sucul de lămâie, coriandru, usturoiul, zahărul și sarea într-un borcan acoperit sau un castron mare pentru a forma o pastă netedă. Pune-o deoparte. Gătiți boabele de soia până când sunt foarte moi. Gatiti porumbul timp de 1 minut. Scurgeți boabele de soia și porumbul din apă și transferați-le într-un castron mare. Adăugați bandă. Se amestecă ușor. Adăugați roșiile și ceapa, amestecați bine. Acoperiți amestecul. Dați la frigider pentru 2 până la 4 ore. Se serveste rece.

Interesant!

Salata cu ciuperci

ingredient

1 kilogram de ciuperci proaspete

1 ceapă, feliată subțire și tăiată cubulețe

Ardei gras roșu tocat, o mână

2/3 cană oțet de tarhon

½ cană ulei de canola

1 lingura. Stradă

1 catel de usturoi tocat

Puțin sos chili picant

1 ½ linguriță. Sare

2 linguri. Apa potabila

metodă

Pune toate legumele și ingredientele rămase într-un castron mare, cu excepția ardeiului roșu, ciupercilor și a cepei. Le amestecăm bine. Adăugați ciupercile și ceapa în amestec și amestecați ușor până când toate ingredientele sunt bine amestecate. Acoperiți și lăsați la frigider peste noapte sau 8 ore. Presărați piper cayenne peste salată înainte de servire.

Interesant!

Salata de quinoa, menta si rosii

ingredient

1 cana quinoa 1/3 cana stafide 2 rosii 1 ceapa, tocata marunt

10 ridichi ½ castravete, 1/2 fruct, tăiate cubulețe

2 linguri. Migdale prajite usor in felii subtiri

¼ ceasca de menta proaspata tocata

2 linguri. patrunjel proaspat tocat

1 linguriță fenicul măcinat ¼ cană suc de lămâie 2 lingurițe. Ulei de susan 2 cani de apa Sare dupa gust

metodă

Luați o oală, adăugați apă și puțină sare. Se aduce la fierbere și se adaugă quinoa și stafidele. Acoperiți și fierbeți timp de 12-15 minute. Treceți de la căldură și frig. Scurgeți quinoa și puneți-o într-un castron. Într-un castron mediu, amestecați împreună ceapa, ridichea, castravetele, migdalele și roșiile. Se amestecă ușor. Adăugați quinoa. Asezonați cu condimente, ulei și ierburi. Adăugați sare după gust. Pune la frigider pentru 2 ore. Se serveste rece.

Interesant!

Reteta de salata de varza murata

ingredient

1 varza murata spalata si scursa.

1 cană morcov ras

1 cană de ardei verde tocat

1 borcan de ardei gras taiati cubulete si scursi

1 cana telina tocata marunt

1 cana ceapa tocata marunt

¾ cană zahăr

½ cană ulei de canola

metodă

Combinați toate ingredientele într-un bol mare și amestecați bine. Acoperiți vasul și dați la frigider peste noapte sau 8 ore. Se serveste rece.

Interesant!

Salată rapidă cu castraveți

ingredient

4 roșii tăiate în 8 felii

2 castraveți mari, decojiți și tăiați subțiri

¼ cană coriandru proaspăt tocat

1 ceapă mov mare, feliată subțire

1 lămâie proaspătă, storsă

Sarat la gust

metodă

Puneți castravetele tăiați felii, roșiile, ceapa și coriandru într-un castron mare și amestecați bine. Adăugați sucul de lămâie în amestec și amestecați ușor, astfel încât toate legumele să fie acoperite cu sucul de lămâie.

Adăugați sare în amestec. Se serveste imediat sau se poate servi rece.

Interesant!

Felii de roșii cu sos de smântână

ingredient

1 cană maioneză

½ cană și jumătate de înghețată

6 roșii, feliate

1 ceapa verde, tocata marunt

¾ lingurita busuioc uscat

Câteva frunze de salată

metodă

Se amestecă maioneza și jumătate de smântână și se amestecă bine. Adăugați jumătate din busuioc. Acoperiți amestecul și puneți-l la frigider. Luați o farfurie și acoperiți-o cu frunze de salată. Adăugați feliile de roșie și ceapă. Se toarnă dressingul rece peste salată. Se presara deasupra restul de busuioc. Serviți imediat.

Interesant!

Salată de sfeclă

ingredient

4 ciorchini ridichi proaspete, tulpinile îndepărtate

2 șefi ai Belgiei

2 linguri. Ulei de masline

1 kg amestec de salată verde

1 lingura. Limonadă

2 linguri. oțet alb

1 lingura. dragă

2 linguri. mustar Dijon

1 lingurita de cimbru uscat

½ cană ulei vegetal

1 cană brânză feta mărunțită

Sare si piper dupa gust

metodă

Ungeți ușor ridichea cu ulei vegetal. Coaceți aproximativ 45 de minute într-un cuptor preîncălzit, la 450 de grade F sau 230 de grade C. Curățați sfecla de coajă și tăiați-o cubulețe mici. Puneți sucul de lămâie, muștarul, mierea, oțetul și cimbru într-un blender și procesați. Adăugați treptat uleiul de măsline în timp ce blenderul funcționează. Se adauga sare si piper dupa gust. Puneți frunzele de salată într-un bol de mixare. Așezați bornele pe o placă. Aranjați salata verde. Acoperiți cu bile de sfeclă și brânză feta.

Interesant!

Salată cu pui și spanac

ingredient

5 căni de pui fiert și tăiat cubulețe

2 căni de struguri verzi, tăiați la jumătate

1 cană de mazăre de zăpadă

2 cani de spanac tocat la pachet

2 cani de telina tocata marunt

70 dl. paste spiralate fierte sau paste cot

1 borcan Inimă de anghinare marinată

castravete

3 cepe, feliate

Frunze mari de spanac, optional

Felii de portocală, după dorință

Pentru bandă:

½ cană ulei de canola

¼ cană) zahăr

2 linguri. oțet alb

1 lingurita de sare

½ lingurita ceapa uscata tocata

1 lingurita de suc de lamaie

2 linguri. Sparanghel proaspăt

metodă

Puneți puiul fiert, mazărea, spanacul, strugurii, țelina, inimile de anghinare, castraveții, ceapa verde și pastele într-un castron mare și amestecați. Acoperiți și lăsați la frigider pentru câteva ore. Se amestecă ingredientele rămase într-un bol separat și se pune la frigider într-un recipient acoperit. Pregătiți dressing-ul chiar înainte de a servi salata combinând toate ingredientele și amestecând bine. Se amestecă ingredientele și se amestecă bine și se servește imediat.

Interesant!

Salată germană de castraveți

ingredient

2 castraveți germani mari, tăiați subțiri

½ ceapă feliată subțire

1 lingurita de sare

½ cană smântână

2 linguri. zahar alb

2 linguri. oțet alb

1 lingurita de fenicul uscat

1 lingurita patrunjel uscat

Metoda 1 lingurita boia de ardei

Aranjați castraveții și ceapa pe o farfurie. Se condimentează legumele cu sare și se lasă deoparte cel puțin 30 de minute. Stoarceți sucul în exces de la castraveți după marinare. Amestecă într-un castron iaurtul, oțetul, chimenul, pătrunjelul și zahărul cu oțetul, chimenul și pătrunjelul. Castraveți și ceapă tăiate felii, acoperiți cu acest sos. Se da la frigider peste noapte sau cel putin 8 ore. Chiar înainte de servire, presară boia de ardei peste salată.

Interesant!

Salată colorată de citrice cu un machiaj unic

ingredient

1 conserva citrice de patrunjel proaspat tocat

Frunze de salată, după dorință

½ grapefruit decojit și tăiat

½ castravete mic

1 roșie mică, feliată

½ ceapă mov mică

½ lingurita zahar brun

3 linguri de dressing francez sau italian pentru salată

1 lingurita de suc de lamaie

1 praf de tarhon uscat

1 lingurita busuioc uscat

¼ lingurita de piper

metodă

Pune portocalele într-un castron mic după ce ai stors tot sucul și le dai deoparte. Rezervați sucul de fructe. Luați un castron mic și adăugați pătrunjelul, busuiocul, tarhonul, sosul pentru salată, sucul de lămâie, sucul de portocale, zahărul brun și piperul. Bateți amestecul până la omogenizare. Pune frunzele de salata verde pe o farfurie. Sortați fructele unul câte unul. Stropiți fructele cu ulei și serviți.

Interesant!

Salată de cartofi, morcovi și sfeclă

ingredient

2 ridichi fierte și feliate

4 cartofi mici, fierti si taiati cubulete

2 morcovi mici, fierti si taiati cubulete

3 cepe verde, tocate

3 castraveți murați mici, tăiați cubulețe

¼ cană ulei vegetal

2 linguri. oțet de șampanie

Sarat la gust

metodă

Combinați toate ingredientele și amestecați bine pentru a combina aromele.

Se lasa la frigider cateva ore si se serveste rece.

Interesant!

Satay de pui este bun pentru salatele de sănătate

ingredient

1 greutate corporală de păsări sub formă subțire, tocată, din diverse alimente

2 linguri. ulei vegetal

Planificator de grătar recomandat: Grill McCormick's Mates Montreal Condimente sau sare și piper crud

3 linguri rotunde. unt de arahide mare

3 linguri de condimente de soia neagra

1/4 cană suc de fructe

2 lingurite de condimente iute

1 lămâie

1/4 castraveți fără semințe, tăiați în bețișoare

1 cană morcov tăiat în bucăți mici

2 cesti frunze de salata verde tocate

4 chips-uri, keisers sau spune, chia

metodă

Încinge o tavă de copt sau o tigaie mare antiaderentă. Ungeți păsările de curte cu ulei apoi puneți-le pe grătarul și gătiți timp de 3 minute pe fiecare parte în 2 reprize.

Puneți untul de arahide într-un castron sigur pentru microunde și înmoaie la cuptorul cu microunde la putere maximă timp de aproximativ 20 de secunde. Amestecați soia, sucurile, condimentele iute și sucul de lămâie cu untul de arahide. Adăugați condimente satay. Se amestecă legumele proaspete tocate. Puneți 1/4 din legumele proaspete pe sandviș și acoperiți cu 1/4 din amestecul de satay de pasăre. Atașați un arc și fixați sau înfășurați pentru călătorie.

Interesant!

Salata de pui Cleopatra

ingredient

1 piept de pui

2 linguri. ulei de măsline extra virgin

1/4 lingurita fulgi rosii macinati

4 catei de usturoi tocati

1/2 cană vin alb sec

1/2 suc de portocale

O mână de frunze de pătrunjel feliate

Sodiu brut și piper negru

metodă

Încălziți un pachet mare antiaderent pe aragaz. Adăugați ulei de măsline extravirgin și încălziți. Adăugați MSG, căței de usturoi și piept de pui mărunțit. Se prăjesc pieptul de pui până se rumenesc pe toate părțile, aproximativ 5 până la 6 minute. Aduceți apa la fiert și gătiți încă 3-4 minute, apoi scoateți tigaia de pe foc. Se stoarce peste carnea de pasare sucul de lamaie proaspat stors si se serveste cu patrunjel si sare dupa gust. Serviți imediat.

Interesant!

Salată thailandeză-vietnameză

ingredient

3 salate latine tocate

2 căni de muguri curați de legume, de orice tip

1 cană ridichi lungi sau ridichi, tocate mărunt

2 căni de mazăre

8 cepe tăiate bucăți

½ castravete fără semințe, tăiat în jumătate pe lungime

1 litru de roșii struguri galbene sau roșii

1 ceapă mov, perfect tăiată în jumătate și feliată

1 selecție de rezultate noi grozave în, cut

1 selecție de rezultate de busuioc proaspăt, tocat

2 pachete de 2 uncii felii pecan, găsite pe culoarul de coacere

8 felii de pâine prăjită cu migdale sau anason, tăiate în bucăți de 1 inch

1/4 cană sos de soia negru tamari

2 linguri. ulei vegetal

4 până la 8 carne de pasăre feliată subțire, în funcție de dimensiune

Sare și piper negru proaspăt măcinat

1 kilogram de mahi mahi

1 lămâie coaptă

metodă

Se amestecă toate ingredientele într-un bol mare și se servește rece.

Interesant!

Salată Cobb de Crăciun

ingredient

Spray de gătit antiaderent

2 linguri. sirop de nuca

2 linguri. zahar brun

2 linguri. Vinul nou

1 kg pudră de slănină, gătită complet, în bucăți mari

½ kilogram de nuci, fierte

3 linguri muraturi pretioase taiate felii

Salata Bibb

½ cană ceapă roșie feliată

1 cana gouda taiata cubulete

3 linguri de frunze de patrunjel proaspat taiate felii

Vinaigreta, reteta mai jos

Fasole marinata ecologica:

1 kilogram de mazăre, tăiată, tăiată în treimi

1 lingurita usturoi feliat

1 lingurita pudra rosie

2 lingurite ulei de masline extravirgin

1 lingurita de otet alb

Puțină sare

Piper negru

metodă

Preîncălziți cuptorul la 350 de grade F. Pulverizați vasul de copt cu apă antiaderență. Într-un castron mediu, amestecați siropul de nucă, zahărul brun și cidrul. Se adauga baconul si se amesteca bine. Transferați amestecul de bacon într-o tavă de copt și coaceți până când carnea se răcește și baconul începe să se rumenească, aproximativ 20 până la 25 de minute. Scoateți din cuptor și lăsați deoparte.

Puneți boabele, murăturile și pătrunjelul într-un vas cu oțet și stropiți deasupra. Se aseaza pe o farfurie mare de servire cu salata Bibb si se adauga cerealele. Peste seminte se pune ceapa, gouda, mazarea marinata si baconul terminat. la parte.

Interesant!

salata de cartofi verzi

ingredient

7 până la 8 cepe, curățate, uscate și tocate, părți verzi și albe

1 ceapa verde, tocata

1 lingurita sare kosher

piper alb proaspăt măcinat

2 linguri. Apa potabila

8 linguri de ulei de măsline extravirgin

2 kilograme de zmeură țelină, spălate

3 foi de dafin

6 linguri de otet negru

2 cepe, curatate de coaja, taiate in jumatate pe lungime si feliate subtiri

2 linguri. Muștar ușor de Dijon

1 lingura. Capere feliate

1 lingurita de capere lichide

1 buchet mic de tarhon, tocat

metodă

Pune ceapa și arpagicul în blender. Asezonați cu sare după gust. Adăugați apă și amestecați. Se toarnă 5 linguri. Adăugați încet uleiul de măsline extravirgin în partea de sus a mixerului și amestecați până la omogenizare. Aduceți țelina la fiert într-o oală cu apă, apoi reduceți focul și fierbeți. Stropiți apa cu puțină sare și adăugați foile de dafin. Fierbeți țelina până se înmoaie când este străpunsă cu un cuțit, aproximativ 20 de minute.

Într-un vas suficient de mare pentru a ține țelina, combinați oțetul negru, ceapa, muștarul, caperele și tarhonul. Adăugați uleiul de măsline extravirgin rămas. Scurgeți țelina și aruncați frunzele de dafin.

Puneți țelina pe o farfurie și tăiați-o cu grijă cu o furculiță. Asezonați cu grijă cu fortificarea și sodiu și amestecați bine. Finalizați prin adăugarea unui amestec de ceapă verde și ulei de măsline extravirgin. Amestecă-l. Se tine la cald la 70 de grade pana la servire.

Interesant!

salata de porumb carbonizat

ingredient

3 spice de porumb dulce

1/2 cană ceapă feliată

1/2 cană ardei gras feliat

1/2 cană de roșii feliate

Sarat la gust

Pentru sos de salată

2 linguri. Ulei de masline

2 linguri. Limonadă

2 lingurițe de pudră de chili

metodă

Porumbul pe stiule trebuie prajit la gratar la foc mediu pana se carbonizeaza usor. După prăjire, boabele de porumb se despart de ştiulete cu ajutorul unui cuţit. Acum ia un castron si amesteca boabele, ceapa tocata, ardeiul si rosiile cu sare si apoi tine bolul deoparte. Acum pregătiţi dressingul pentru salată amestecând uleiul de măsline, sucul de lămâie şi boia şi răciţi. Inainte de servire, picurati dressingul peste salata si apoi serviti pe o farfurie.

Interesant!

sos de varză și struguri

ingredient

2 varză tocată

2 căni de struguri verzi tăiați în jumătate

1/2 cană coriandru tocat mărunt

2 ardei iute verzi, tocat

Ulei de masline

2 linguri. Limonadă

2 lingurite de zahar pudra

Sare si piper dupa gust

metodă

Pentru a pregăti dressingul pentru salată, luați într-un bol ulei de măsline, zeama de lămâie, zahăr și sare și piper, amestecați bine și puneți-l la frigider.

Acum puneți restul ingredientelor într-un alt recipient, amestecați bine și rezervați. Înainte de a servi salata, adăugați sosul de salată răcit și amestecați ușor.

Interesant!

salata de citrice

ingredient

1 cană paste integrale de grâu fierte

1/2 cană ardei gras feliat

1/2 cană morcovi, albiți și tocați

1 ceapa tocata

1/2 cană portocală, tăiată în bucăți

1/2 cană pudră de condimente de lămâie dulce

1 cană muguri de fasole

1 cană brânză de vaci, cu conținut scăzut de grăsimi

2-3 linguri de frunze de menta

1 linguriță de muștar pudră

2 linguri. Zahăr pudră

Sarat la gust

metodă

Pentru a pregăti sosul, puneți într-un bol cașul, frunzele de mentă, muștarul uscat, zahărul și sarea și amestecați până se dizolvă zahărul. Se amestecă restul ingredientelor într-un alt recipient și se lasă să stea. Înainte de servire, adăugați dressing în salată și serviți rece.

Interesant!

Salata de fructe si salata verde

ingredient

2-3 frunze de salata verde, taiate bucatele

1 papaya taiat cubulete

½ cană de struguri

2 portocale

½ cană căpșuni

1 pepene verde

2 linguri. Limonadă

1 lingura. dragă

1 lingurita chili rosu

metodă

Luați sucul de lămâie, mierea și ardeiul cayenne într-un bol, amestecați bine apoi lăsați deoparte. Acum puneți restul ingredientelor într-un alt recipient și amestecați bine. Înainte de servire, adăugați dressing în salată și serviți imediat.

Interesant!

Salata cu mere si salata verde

ingredient

1/2 cană pepene galben

1 lingurita de seminte de chimion prajite

1 lingurita coriandru

Sare si piper dupa gust

2-3 foi de dafin, taiate cubulete

1 varză, tocată

1 morcov ras

1 ardei gras, taiat cubulete

2 linguri. Limonadă

½ cană de struguri mărunțiți

2 mere tocate

2 cepe, tocate

metodă

Se pun varza, salata verde, morcovii si ardeii rasi intr-o oala, se acopera cu apa rece si se da la fiert si se fierbe pana se inmoaie, ceea ce poate dura pana la 30 de minute. Acum le scurgem si le legam intr-o carpa si le punem la frigider. Acum merele se iau cu zeama de lamaie intr-un recipient si se pun la frigider. Acum ia restul ingredientelor într-un bol și amestecă-le bine. Serviți imediat salata.

Interesant!

Salată de fasole și ardei gras

ingredient

1 cană de fasole, fiartă

1 cană de năut, înmuiat și fiert

Ulei de masline

2 cepe tocate

1 lingurita coriandru tocat

1 ardei gras

2 linguri. Limonadă

1 lingurita de pudra de chili

Sare

metodă

Ardei trebuie să folosiți o furculiță pentru a-l străpunge și apoi să-l ungeți cu ulei și apoi să-l prăjiți la foc mic. Acum inmuiati ardeiul in apa rece, curatati de coaja si taiati felii subtiri. Se amestecă ingredientele rămase cu ardeiul gras și apoi se amestecă bine. Se lasa sa se raceasca o ora sau mai mult inainte de servire.

Interesant!!

Salată cu morcovi și curmale

ingredient

1 cană de morcovi rasi

1 salata verde

2 linguri. migdale prajite si tocate

sos de miere de lamaie

metodă

Pune morcovii rasi intr-un vas cu apa rece si lasa-i sa stea aproximativ 10 minute, apoi se scurge. Acum, același lucru se va repeta și cu salata verde. Acum puneți morcovii și salata verde împreună cu celelalte ingrediente într-un castron și puneți la frigider înainte de servire. Serviți salata presărând deasupra migdale prăjite și tocate.

Interesant!!

Sos de salată cu ardei

ingredient

2 căni de maioneză

1/2 cană lapte

Apa potabila

2 linguri. otet de lamaie

2 linguri. Limonadă

2 linguri. parmezan

Sare

Puțin sos chili picant

Puțin sos Worcestershire

metodă

Luați un castron mare, adunați toate ingredientele și amestecați bine, astfel încât să nu fie cocoloașe. Odată ce amestecul ajunge la textura cremoasă dorită, turnați-l peste salata de fructe și legume proaspete și apoi dressing-ul pentru salată este gata de servit. Acest piment cremos și picant merge bine nu numai cu salate, ci și cu pui, burgeri și sandvișuri.

Interesant!

Salata hawaiana

ingredient

Pentru sosul de portocale

O lingură de amidon de porumb

Despre o cană de dovleac

1/2 cană suc de portocale

scorţişoară

pentru salata

5-6 frunze de salata verde

1 ananas taiat cubulete

2 banane, tăiate bucăţi

1 castravete, taiat cubulete

2 rosii

2 portocale tăiate bucăţi

4 zile negre

Sarat la gust

metodă

Pentru a pregăti dressing-ul pentru salată, luați un bol și amestecați amidonul de porumb cu sucul de portocale, apoi puneți dovlecii în bol și gătiți până când textura dressingului se îngroașă. Puneti apoi scortisoara pudra si ardeiul iute intr-un bol si puneti-le la frigider pentru cateva ore. Se pregateste apoi salata, se pun frunzele de salata verde intr-un bol, se acopera cu un capac, se inmoaie in apa aproximativ 15 minute. Acum puneți roșiile feliate într-un bol împreună cu feliile de ananas, măr, banană, castraveți și portocale cu sare după gust și amestecați bine. Acum se adauga in frunzele de salata verde si apoi se toarna dressingul rece peste salata inainte de servire.

Interesant!!

salata de porumb carbonizat

ingredient

Un pachet de porumb dulce pe stiuleți

1/2 cană ceapă feliată

1/2 cană ardei gras feliat

1/2 cană de roșii feliate

Sarat la gust

Pentru sos de salată

Ulei de masline

Limonadă

pudra de chili

metodă

Se recomandă prăjirea porumbului pe stiuleți la foc mediu până când se carbonizează ușor, după prăjire folosiți un cuțit pentru a ajuta la îndepărtarea semințelor din știulete. Acum ia un castron si amesteca boabele, ceapa tocata, ardeiul si rosiile cu sare si apoi tine bolul deoparte. Acum pregătiți dressingul pentru salată amestecând uleiul de măsline, sucul de lămâie și boia și răciți. Inainte de servire, picurati dressingul peste salata si apoi serviti pe o farfurie.

Interesant!

sos de varză și struguri

ingredient

1 varză tocată

Aproximativ 2 căni de struguri verzi, tăiați la jumătate

1/2 cană coriandru tocat mărunt

3 ardei iute verzi, tocat

Ulei de masline

limonadă, după gust

zahăr pudră, după gust

Sare si piper dupa gust

metodă

Pentru a pregăti sosul pentru salată, luați ulei de măsline, suc de lămâie, zahăr, sare și piper într-un castron și puneți la frigider. Acum ia restul ingredientelor într-un alt bol și ține deoparte. Înainte de a servi salata, adăugați sosul de salată răcit și amestecați ușor.

Interesant!!

salata de citrice

ingredient

Cam o cană de paste integrale de grâu fierte

1/2 cană ardei gras feliat

1/2 cană morcovi, albiți și tocați

Ceapa verde. disjuns

1/2 cană portocală, tăiată în bucăți

1/2 cană pudră de condimente de lămâie dulce

O cană de muguri de fasole

Cam o cană de brânză de vaci cu conținut scăzut de grăsimi

2-3 linguri de frunze de menta

Pudră de muştar, după gust

zahăr pudră, după gust

Sare

metodă

Pentru a pregăti sosul, puneți într-un bol cașul, frunzele de mentă, muștarul uscat, zahărul și sarea și amestecați bine. Acum amestecați restul ingredientelor într-un alt bol și apoi lăsați-l să se odihnească. Înainte de servire, adăugați dressing în salată și serviți rece.

Interesant!!

Salata de fructe si salata verde

ingredient

4 frunze de salata verde, taiate bucatele

1 papaya taiat cubulete

1 cană de struguri

2 portocale

1 cană de căpșuni

1 pepene verde

½ cană limonada

1 lingurita de miere

1 lingurita chili rosu

metodă

Luați sucul de lămâie, mierea și ardeiul cayenne într-un bol, amestecați bine apoi lăsați deoparte. Acum puneți restul ingredientelor într-un alt recipient și amestecați bine. Înainte de servire, adăugați dressing în salată.

Interesant!

salata de pui curry

ingredient

2 piept de pui dezosati, fara piele, fierti si taiati la jumatate

3-4 tulpini de telina, tocate

1/2 cană maioneză cu conținut scăzut de grăsimi

2-3 lingurițe de pudră de curry

metodă

Luați pieptul de pui dezosat fiert împreună cu restul ingredientelor, țelina, maiaua cu conținut scăzut de grăsimi și praful de curry într-un castron mediu și amestecați bine. Așa că această rețetă delicioasă și ușoară este gata de servit. Această salată poate fi folosită ca umplutură de sandvici cu salată verde pe pâine.

Interesant!!

Salată cu căpșuni și spanac

ingredient

2 lingurițe de semințe de susan

2 lingurițe de semințe de mac

2 lingurite de zahar alb

Ulei de masline

2 lingurițe de pudră de chili

2 lingurițe de oțet alb

2 lingurite sos Worcestershire

Ceapa maruntita

Spanacul se spală și se taie bucăți

1 litru de capsuni tocate

Mai puțin de o ceașcă de migdale, argintii și albite

metodă

Luați un castron mediu; Se amestecă semințele de mac, semințele de susan, zahărul, uleiul de măsline, oțetul și boia de ardei, împreună cu sosul Worcestershire și ceapa. Se amestecă bine și se acoperă, apoi se congelează pentru cel puțin o oră. Într-un alt castron, amestecați spanacul, căpșunile și migdalele împreună, apoi turnați peste amestecul de ierburi și puneți salata la frigider pentru cel puțin 15 minute înainte de servire.

Interesant!

salata dulce

ingredient

O pungă de 16 uncii de amestec de salată de varză

1 ceapa tocata

Mai puțin de o ceașcă de sos cremos de salată

Ulei vegetal

1/2 cană zahăr alb

Sare

semințe de mac

oțet alb

metodă

Luați un castron mare; Se amestecă amestecul de sos de varză și ceapă. Acum, luați un alt castron și amestecați împreună sosul pentru salată, uleiul vegetal, oțetul, zahărul, sarea și semințele de mac. După ce am amestecat bine, adăugați amestecul în salata de varză și acoperiți-l uniform. Înainte de a servi o salată delicioasă, lăsați-o să se odihnească la frigider pentru cel puțin o oră sau două.

Interesant!

Salata clasica de paste

ingredient

4 cani de paste pentru cot, nefierte

1 cană maioneză

Mai puțin de o cană de oțet alb distilat

1 cană zahăr alb

1 lingurita de mustar galben

Sare

piper negru

O ceapă, tocată mărunt

Cam o cană de morcovi rasi

2-3 tulpini de telina

2 ardei iute, tocat

metodă

Se pune la fiert o oală mare cu apă cu sare, se fierb pastele și se lasă să se răcească aproximativ 10 minute, apoi se scot și se scurg. Acum ia un castron mare si adauga otet, maioneza, zahar, otet, mustar, sare si piper si amesteca bine. După ce s-au amestecat bine, se adaugă țelina, ardeii verzi, ardeii copți, morcovii și pastele și se amestecă din nou. Odată ce toate ingredientele sunt bine amestecate, puneți-o la frigider pentru cel puțin 4-5 ore înainte de a servi o salată delicioasă.

Interesant!

Salată de pere și brânză albastră

ingredient

Salata verde taiata bucatele

Cam 3-4 pere, curatate de coaja si feliate

O conserva de branza albastra, rasa sau maruntita

Ceapa moale, feliata subtire

Cam o cană de zahăr alb

1/2 cutie de nuci

Ulei de masline

2 lingurițe de oțet de vin roșu

mustar dupa gust

Un catel de usturoi

Sare si piper negru dupa gust

metodă

Se incinge uleiul intr-o tigaie la foc mediu, apoi se adauga zaharul si se amesteca, continuand sa se amestece pana cand zaharul s-a dizolvat si semintele caramelizate s-au racit. Acum luați un alt vas și adăugați ulei, oțet, zahăr, muștar, usturoi, sare și piper negru și amestecați bine. Acum amestecați salata verde, perele și brânza albastră, avocado și ceapa într-un bol, apoi adăugați amestecul de dressing și apoi turnați peste nucile pecan caramelizate și serviți pe o farfurie.

Interesant!!

Salata Barbie Ton

ingredient

O cutie de ton albacore

½ cană maioneză

O lingură de parmezan

muraturi dulci, dupa gust

Ceapa, dupa gust

Pudră de curry, după gust

patrunjel uscat, dupa gust

Chimen, uscat, după gust

Pudră de usturoi, după gust

metodă

Luați un bol și amestecați toate ingredientele. Inainte de servire, lasa-le sa se raceasca timp de o ora.

Interesant!!

Salata de Craciun cu pui

ingredient

1 kilogram de pui, fiert

o cană de maioneză

o lingurita de boia

Aproximativ două căni de merișoare uscate

2 cepe tocate marunt

2 ardei verzi, tocati

O cana de nuci tocate

Sare si piper negru dupa gust

metodă

Luați un bol mediu, amestecați maioneza, ardeiul roșu și aroma după gust și adăugați sare dacă este necesar. Acum, luați afinele, țelina, ardeiul gras, ceapa și nucile și amestecați bine. Acum adăugați puiul fiert și amestecați din nou bine. Ajustați după gust și apoi adăugați piper negru măcinat dacă este necesar. Se lasa sa se raceasca cel putin o ora inainte de servire.

Interesant!!

Salată de fasole mexicană

ingredient

O cutie de fasole neagră

o cutie de fasole

O cutie de fasole cannellini

2 ardei verzi tocati

2 ardei grasi rosii

Un pachet de boabe de porumb congelate.

1 ceapa rosie mica

Ulei de masline

1 lingura. otet de vin rosu

½ cană limonada

Sare

1 cățel de usturoi zdrobit

1 lingura. Coriandru

1 lingurita fenicul macinat

Piper negru

1 lingurita de piper

1 lingurita de pudra de chili

metodă

Luați un castron și amestecați fasolea, ardeii, porumbul congelat și ceaiul verde. Acum ia un alt castron mic, amestecă uleiul, oțetul de vin roșu, zeama de lămâie, coriandru, chimen, piper negru și asezonează după gust și apoi adaugă sos de boia pentru a servi fierbinte. Se toarnă amestecul de sos și se amestecă bine. Se lasa sa se raceasca o ora sau doua inainte de servire.

Interesant!!

Salată de paste Bacon Ranch

ingredient

O cutie de paste crude roti tricolore

9-10 felii de sunca

o cană de maioneză

Amestecați salata

1 lingurita de praf de usturoi

1 lingurita usturoi piper

1/2 cană lapte

1 rosie tocata

O cutie de masline negre

O cană de brânză cheddar rasă

metodă

Se toarnă apă cu sare într-o oală și se aduce la fierbere. Fierbe pastele în ea până se înmoaie, aproximativ 8 minute. Acum luați tigaia, încingeți uleiul în tigaie și apoi prăjiți slănina, când e fiartă o scoateți la scurs și apoi o tocați. Luați un alt bol pentru restul ingredientelor, apoi adăugați pastele și baconul. Se serveste cand sunt bine amestecate.

Interesant!!

salata de cartofi cu coaja rosie

ingredient

4 cartofi rosii noi, curatati si curatati de coaja

2 oua

un kilogram de slănină

ceapa tocata marunt

O tulpină de țelină, tocată

Aproximativ 2 căni de maioneză

Sare si piper dupa gust

metodă

Aduceți apa cu sare la fiert și apoi adăugați cartofii noi și gătiți aproximativ 15 minute până când cartofii sunt fragezi. Apoi scurgeți cartofii și lăsați-i să se răcească. Acum puneți ouăle într-o cratiță cu apă rece, apoi aduceți apa la fiert, apoi opriți focul și lăsați-le deoparte. Acum gătiți slănina și scurgeți apa și lăsați deoparte. Acum adăugați ingredientele cu cartofi și șuncă și amestecați bine. Il punem la frigider si il servim.

Interesant!!

Salata cu fasole neagra si taitei fierti

ingredient

O cană de tocană, nefiertă.

Aproximativ două căni de supă de pui

Ulei de masline

2-3 linguri de suc de lamaie

2-3 linguri de otet de vin rosu

Chimion

2 cepe, tocate

1 ardei gras rosu, tocat

coriandru proaspăt tocat

O cană de boabe de porumb congelate.

Două cutii de fasole neagră

Sare si piper dupa gust

metodă

Aduceți bulionul de pui la fierbere, apoi adăugați vinul fiert, acoperiți și lăsați deoparte. Acum amestecați uleiul de măsline, sucul de lămâie, oțetul și chimenul, apoi adăugați ceapa, ardeiul, coriandru, porumb, fasole și acoperiți. Acum amestecați toate ingredientele și apoi înainte de servire lăsați-l să se răcească câteva ore.

Interesant!!

Salata mixta cu pui

ingredient

2 cani de pui fiert

1/2 cană morcovi rasi

1/2 cană castraveți

Cam o cană de măsline negre tocate

Cam o cană de brânză feta, rasă sau măruntită

Sos italian pentru salată

metodă

Într-un castron mare, combinați puiul fiert, morcovii, castraveții, măslinele și brânza. Acum adăugați amestecul de sos pentru salată și amestecați bine din nou. Acum, răciți vasul închizând capacul. Mananca cand iti este frig.

Interesant!!

salata de pui ornata

ingredient

½ cană maioneză

2 linguri. otet de lamaie

1 usturoi tocat

1 lingurita marar proaspat, tocat marunt

1 kilogram de piept de pui gătit, dezosat, fără piele

½ cană brânză feta, mărunțită

1 ardei gras rosu

metodă

Se amestecă bine maioneza, oțetul, usturoiul și chimenul și se da la frigider pentru cel puțin 6-7 ore sau peste noapte. Acum puiul, chiliul și brânza se amestecă împreună și apoi se dau la rece câteva ore și apoi se servește rețeta de salată sănătoasă și delicioasă.

Interesant!!

Salata de pui curry cu fructe

ingredient

4-5 piept de pui, fiert

O tulpină de țelină, tocată

Ceapa verde

Într-o cană de struguri aurii

Merele decojite și tăiate felii

nuci prăjite

Struguri verzi, sămânțați și tăiați în jumătate

pudra de curry

O cană de maioneză cu conținut scăzut de grăsimi.

metodă

Luați un castron mare și amestecați împreună țelina, ceapa, stafidele, merele feliate, nucile prăjite, stafidele verzi cu pudră de curry și maioneza. Odată ce sunt bine combinate, lăsați-le să se odihnească câteva minute și apoi pentru o salată de pui delicioasă și sănătoasă.

Interesant!!

Minunata salata de pui curry

ingredient

Cam 4-5 piept de pui dezosati, fara piele, taiati in jumatate

o cană de maioneză

Cam o cană de sos iute

O linguriță de pudră de curry

Cam o lingurita. piper

Cam o cana de nuci, tocate

O cană de struguri, sămânțați și tăiați la jumătate.

1/2 cană ceapă tocată

metodă

Se ia o oala mare, se fierb pieptul de pui aproximativ 10 minute si cand sunt fierti, se maruntesc cu o furculita. Apoi se strecoară și se lasă să se răcească. Acum ia un alt castron, amestecă maioneza, sosul iute, praful de curry și piperul. Adaugam apoi pieptul de pui fiert si maruntit, amestecam bine si apoi adaugam nucile, praful de curry si piperul. Inainte de servire, lasa salata cateva ore la frigider. Această salată este o alegere ideală pentru burgeri și sandvișuri.

Interesant!

salata picanta de morcovi

ingredient

2 morcovi, rasi

1 usturoi tocat

Cam un pahar cu apa 2-3 linguri. Limonadă

Ulei de masline

Sarat la gust

gust de piper

chili roşu

Pătrunjel proaspăt şi tocat

metodă

Pune morcovii la cuptorul cu microunde și fierbe-i câteva minute cu usturoi tocat și apă. Scoateți din cuptorul cu microunde când morcovii sunt fierți și moi. Apoi scurgeți morcovii și puneți deoparte. Acum adaugă zeama de lămâie, uleiul de măsline, piperul, sarea și pătrunjelul în bolul cu morcovi și amestecăm bine. Se lasa sa se raceasca cateva ore si delicioasa salata picanta este gata de servit.

Interesant!!

Salată asiatică de mere

ingredient

2-3 linguri otet de orez 2-3 linguri. suc de lămâie

Sarat la gust

Stradă

1 lingurita de sos de peste

1 jicama taiata in juliana

1 mar tocat

2 cepe verde, tocate mărunt

mentă

metodă

Oțetul de orez, sarea, zahărul, sucul de lămâie și sosul de pește trebuie amestecate bine într-un castron mediu. Cand se amesteca bine, jicama rasa trebuie amestecata cu merele rase intr-un bol si amestecata bine. Apoi adăugați ceapa verde și menta și amestecați bine. Înainte de a servi o salată cu sandvișuri sau burgeri, lăsați-o să se răcească puțin.

Interesant!!

Salata Orzo cu dovleac

ingredient

1 dovlecel

2 salote tocate

1 dovleac galben

Ulei de masline

O conserva de orzo fiert

Mărar

Pătrunjel

½ cană brânză de capră rasă

Piper si sare dupa gust

metodă

Dovlecelul, ceapa verde tocata cu dovleac galben se calesc in ulei de masline la foc mediu. Ar trebui să fie fierte câteva minute până se înmoaie. Acum transferați-le într-un bol și adăugați în bol orzona fiartă, împreună cu pătrunjelul, brânza de capră rasă, chimenul, sare și piper și amestecați din nou. Înainte de a servi vasul, pune salata la frigider pentru câteva ore.

Interesant!!

Salata de nasturel cu fructe

ingredient

1 pepene verde tăiat cubulețe

2 piersici, feliate dupa gust

1 buchet de nasturel

Ulei de masline

½ cană limonada

Sarat la gust

gust de piper

metodă

Puneți feliile de pepene verde și piersică într-un castron mediu împreună cu cresonul, apoi stropiți cu ulei de măsline și suc de lămâie. Se potrivesc apoi dupa gust si daca este nevoie se adauga sare si piper dupa gust. Cand toate ingredientele se amesteca bine si usor, se tine deoparte sau se poate tine cateva ore la frigider si apoi delicioasa si sanatoasa salata de fructe este gata de servit.

Interesant!!

salată Cezar

ingredient

3 catei de usturoi tocati

3 hamsii

½ cană limonada

1 lingurita sos Worcestershire

Ulei de masline

un galbenus de ou

1 cap de salata romana

½ cană parmezan ras

pâine prăjită

metodă

Usturoiul tocat cu hamsii si suc de lime piure, apoi adaugam sosul Worcestershire cu sare, piper si galbenusul de ou si amestecam din nou pana se omogenizeaza. Acest amestec trebuie facut cu ajutorul unui blender la foc mic, acum adaugam uleiul de masline incet si treptat si apoi adaugam salata romana. După aceea, amestecul trebuie lăsat singur pentru ceva timp. Serviți salata acoperită cu parmezan și pâine prăjită.

Interesant!!

Salată de pui cu mango

ingredient

2 piepti de pui, dezosati, taiati bucatele

Mesclun Greens

2 mango, tăiate cubulețe

¼ cană limonadă

1 lingurita de ghimbir

2 lingurite de miere

Ulei de masline

metodă

Luați sucul de lămâie și mierea într-un castron, apoi adăugați ghimbirul ras și uleiul de măsline. După ce amestecați ingredientele într-un bol, puneți deoparte. Puiul este apoi la grătar și răcit, iar odată răcit, puiul este tăiat în cuburi de mărimea unei mușcături. Apoi scoateți puiul într-un castron și amestecați-l cu legumele și mango. După ce amestecați toate ingredientele, lăsați deoparte la răcit și apoi pentru o salată delicioasă și atrăgătoare.

Interesant!!

Salata de portocale cu branza mozzarella

ingredient

2-3 portocale tăiate felii

Mozzarella

Frunze de busuioc proaspăt, tăiate în bucăți

Ulei de masline

Sarat la gust

gust de piper

metodă

Mozzarella și feliile de portocale se amestecă cu frunze proaspete de busuioc. Dupa ce le-am amestecat bine, toarna deasupra ulei de masline si asezoneaza dupa gust. Apoi, dacă este necesar, adăugați sare și piper după gust. Inainte de a servi salata, lasati-o sa se raceasca cateva ore, deoarece acest lucru va da salatei gustul potrivit.

Interesant!!

salata cu trei fasole

ingredient

1/2 cană oțet de mere

Cam o cană de zahăr

O cană de ulei vegetal

Sarat la gust

½ cană de fasole verde

½ cană fasole ceară

½ cană de fasole

2 salote, tocate marunt

Sare si piper dupa gust

țelină

metodă

Lasam otetul cu uleiul vegetal, zaharul si sarea sa fiarba intr-o oala, apoi adaugam fasolea impreuna cu ceapa mov taiata subtire si lasam la marinat cel putin o ora. Dupa o ora se condimenteaza dupa gust, se adauga sare si piper daca este nevoie, apoi se serveste cu patrunjel proaspat.

Interesant!!

salata de tofu miso

ingredient

1 lingurita de ghimbir, tocat marunt

3-4 linguri de miso

Apa potabila

1 lingura. orez vin Oțet

1 lingurita de sos de soia

1 lingurita sos iute

1/2 cană ulei de arahide

Spanac, tocat

½ cană de tofu, tăiat în bucăți

metodă

Ghimbirul ras trebuie făcut piure cu miso, apă, oțet de vin de orez, sos de soia și sos chili. Acest amestec trebuie apoi amestecat cu o jumătate de cană de ulei de arahide. Odată amestecat bine, adăugați tofu tăiat cubulețe și spanacul tocat. Se răcește și se servește.

Interesant!!

Salată japoneză de ridichi

ingredient

1 pepene verde feliat

1 ridiche, feliată

1 ceapă

1 legătură de legume moi

Miri

1 lingurita de otet de vin de orez

1 lingurita de sos de soia

1 lingurita de ghimbir

Sare

ulei de susan

Ulei vegetal

metodă

Luați pepenele verde, ridichea, ceapa verde și partea verde într-un castron separat. Acum ia un alt bol, adaugă mirin, oțet, sare, ghimbir măcinat, sos de soia cu ulei de susan și ulei vegetal și apoi amestecă bine. Cand ingredientele din bol sunt bine amestecate, intindeti acest amestec peste vasul cu pepene verde si ridichi. Ca atare, drăguța, dar foarte gustoasă salată este gata de servit.

Interesant!!

Southwest Cobb

ingredient

1 cană maioneză

1 cană de zară

1 lingură sos Worcestershire picant

1 lingurita coriandru

3 cepe

1 lingura. coaja de portocala

1 usturoi tocat

1 cap de salata romana

1 avocado, taiat cubulete

Rădăcina de manioc

½ cană de brânză chili, mărunțită sau mărunțită

2 portocale tăiate bucăți

Sarat la gust

metodă

Maioneza și zara trebuie făcute piure cu sos Worcestershire fierbinte, ceapă verde, coajă de portocală, coriandru, usturoi tocat și sare. Acum, luați un alt bol și amestecați romaine, avocado și jicamas cu portocale și brânză rasă. Acum, turnați piureul de zară peste vasul de portocale și lăsați-l deoparte înainte de a servi pentru a obține aroma potrivită a salatei.

Interesant!!

Salata caprese

ingredient

1 pachet Fusilli

1 cană de mozzarella, tăiată cubulețe

2 rosii, taiate si tocate

frunze proaspete de busuioc

¼ cană nuci de pin prăjite

1 usturoi tocat

Sare si piper dupa gust

metodă

Fusillii vor fi gătiți conform instrucțiunilor și apoi lăsați deoparte să se răcească. Odată răcit, amestecați cu brânză mozzarella, roșiile, nucile de pin prăjite, usturoiul tocat și frunzele de busuioc, ajustați după gust, puteți adăuga sare și piper dacă este necesar. Lăsați toate amestecurile de salată deoparte să se răcească și apoi serviți cu sandvișuri sau burgeri sau cu oricare dintre mesele dvs.

Interesant!!

Salata cu somon afumat

ingredient

2 linguri. otet de lamaie

Ulei de masline

2 cepe tocate

1 lingurita hrean

1 lingurita mustar de Dijon

1 lingurita de miere

Sare si piper dupa gust

1 cutie de somon afumat, fulgi

2 mere, feliate

2 ridichi, feliate

voinicică

metodă

Luați un castron mare și puneți somonul afumat tocat cu măr, sfeclă roșie și rucola și puneți vasul deoparte. Acum, luați un alt bol și amestecați împreună oțetul de mere, uleiul de măsline, hreanul, eșapa tocată, mierea și muștarul de Dijon, apoi condimentați după gust, apoi adăugați mai multă sare și piper dacă este necesar după dorința dvs. Acum luați acest amestec și turnați-l peste vasul cu piure de mere și amestecați bine, apoi transferați pe o farfurie.

Interesant!!

Salată de ouă cu fasole

ingredient

1 cană de fasole verde albită

2 ridichi, feliate

2 oua

Ulei de masline

Sare si piper dupa gust

metodă

Ouăle ar trebui mai întâi poșate cu smog elvețian, apoi amestecate cu fasole verde fiartă și ridichi feliate. Se amestecă bine, apoi se stropește cu ulei de măsline și se condimentează după gust. Dupa ce s-au amestecat toate ingredientele, le dam deoparte si le lasam sa se raceasca. Când masa se răcește, salata este gata de servire.

Interesant!!

Salata de ambrozie

ingredient

1 cană lapte de cocos

2-3 felii de coajă de portocală

Câteva picături de esență de vanilie

1 cană de struguri tăiați felii

2 mandarine, feliate

2 mere, feliate

1 nucă de cocos rasă și prăjită

10-12 nuci zdrobite

metodă

Luați un bol mediu și amestecați laptele de cocos, coaja de portocală și esența de vanilie. Când sunt bine amestecate, adăugați mandarinele feliate cu merele și strugurii tăiați felii. După ce amestecați bine toate ingredientele, puneți-o la frigider pentru o oră sau două înainte de a servi salata delicioasă. Când salata se răcește, serviți-o cu un sandviș sau burger.

Interesant!!

Se condimentează cu salată verde

ingredient

o cană de maioneză

O cană de brânză albastră

1/2 cană zară

o ceapa

lamaie rasa

Pansament englezesc

frunze de patrunjel proaspat

aisbergul

1 ou fiert tare

1 cană de slănină, mărunțită

Sare si piper dupa gust

metodă

Maioneza cu branza albastra, zara, ceapa, dressing, coaja de lime si patrunjel piure. Odată făcut piure, se potrivește după gust și, dacă este necesar, se adaugă sare și piper după gust. Acum, luați un alt castron și aruncați feliile de aisberg în castronul de mimoză de ouă, lăsând mimoza de ouă să învelească oul poșat printr-o strecurătoare. Acum, turnați maioneza pasată în vasul cu condimentele și mimoza, apoi amestecați bine. Salata se serveste cu bacon proaspat deasupra.

Interesant!!

Salată de ardei spaniol

ingredient

3 cepe

4-5 măsline

2 ardei grasi

2 linguri. Vin după vin

1 cap de ardei afumat

1 cap de salata romana

1 mână de migdale

Un catel de usturoi

Felii de pâine

metodă

Frunzele de ceapa se prajesc usor la gratar si apoi se taie bucatele. Acum ia un alt bol, adaugă ardeii și măslinele împreună cu migdalele, boia de ardei afumată, oțetul, salata romană și ceapa verde prăjită și tocată. Se amestecă ingredientele într-un bol și se lasă deoparte. Acum se coc feliile de paine si cand sunt coapte se freaca cateii de usturoi pe felii si apoi se toarna amestecul de chili peste paine prajita.

Interesant!!

salata mimoza

ingredient

2 oua fierte tari

½ cană de unt

1 cap de salata verde

oțet

Ulei de masline

ierburi tocate

metodă

Luați un castron mediu și amestecați salata verde, avocado cu oțet, ulei de măsline și ierburi tocate. După ce amestecați ingredientele în bol, lăsați vasul deoparte pentru un timp. Între timp, soarele dimineții va fi gata. Pentru a prepara mai yang-ul, curățați mai întâi ouăle fierte tari și apoi, folosind o strecurătoare, strecurați ouăle fierte tari și ouăle Mai yang gata făcute. Acum, această mimoză de oua trebuie întinsă peste bolul de salată, înainte de a servi delicioasa salată de mimoză.

Interesant!!

waldorf clasic

ingredient

1/2 cană maioneză

2-3 linguri de smantana

2 cepe

2-3 linguri de patrunjel

1 coaja si suc de lamaie

Stradă

2 mere tocate

1 tulpina de telina tocata

nuci

metodă

Se ia un bol si apoi se adauga maioneza, iaurtul trebuie batut cu frunze de ceapa, coaja si zeama de lamaie, patrunjel, piper si zahar. Odată ce ingredientele din bol sunt bine amestecate, se lasă deoparte. Acum ia un alt bol și amestecă împreună merele, țelina tocată și nucile. Acum ia amestecul de maioneza amestecat cu mar si telina. Se amestecă toate ingredientele, se lasă să stea puțin într-un bol și apoi se pune salata pe o farfurie.

Interesant!!

Salată de mazăre cu ochi negri

ingredient

suc de lămâie

1 usturoi tocat

1 lingurita fenicul macinat

Sare

Coriandru

Ulei de masline

1 cană de mazăre cu ochi negri

1 jalapeño, tocat sau măcinat

2 rosii taiate cubulete

2 salote, tocate marunt

2 avocado

metodă

Sucul de lamaie trebuie amestecat cu usturoi, chimen, coriandru, sare si ulei de masline. Odată ce toate aceste ingrediente sunt bine amestecate, amestecați aceasta cu ardeiul tocat, fasolea neagră, avocado și ceapa roșie tocată mărunt. După ce toate ingredientele s-au amestecat bine, lăsați salata să stea câteva minute și apoi transferați-o pe o farfurie.

Interesant!!

www.ingramcontent.com/pod-product-compliance
Lightning Source LLC
Chambersburg PA
CBHW071857110526
44591CB00011B/1444